Giraudeau de St G.

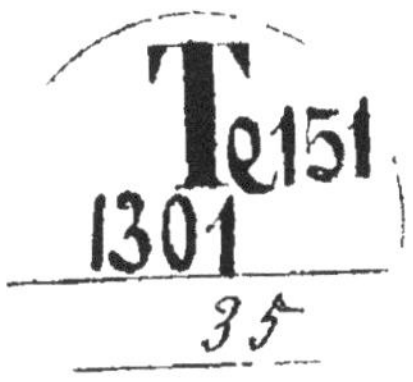

L'ART
DE SE GUÉRIR SOI-MÊME,

OU

TRAITEMENT

DES

MALADIES VÉNÉRIENNES,

SANS MERCURE,

D'APRÈS UN MÉMOIRE PRÉSENTÉ A LA FACULTÉ DE MÉDECINE, LE 1er FÉVRIER 1825, SUR LA GUÉRISON DE LA SYPHILIS SANS MERCURE,

Par le Docteur GIRAUDEAU DE ST.-GERVAIS. *Médecin de la Faculté de Paris, Membre de l'Ecole pratique, Médecin en chef d'une Maison de Santé, ex-Chirurgien interne des Hopitaux et Hospices civils de Paris.*

La Commission d'examen était composée de MM. les Professeurs :
ALIBERT, premier médecin du Roi et médecin en chef de l'hospice Saint-Louis
DUPUYTREN, premier chirurgien du Roi et chirurgien en chef de l'Hôtel-Dieu,
LAENNEC, professeur à l'école de perfectionnement, président de la Commission.
DÉSORMEAUX, médecin à la Maternité.
THÉVENOT DE ST.-BLAISE, professeur agrégé en exercice.
PARENT DU CHATELET, médecin des dispensaires de la Société philantropique.

A PARIS,

Chez l'AUTEUR, Docteur-Médecin-Consultant, rue Aubry-le-Boucher, n° 5, visible de 10 à 4 heures.

Et chez ROYER, Pharmacien central, ancien Breveté, fournissant la Maison civile et militaire du Roi, rue J.-J. Rousseau, n° 21.

P. S. L'instruction pour prendre le Robb et Mixture est traduite en anglais, allemand, espagnol, portugais et italien.

Un autre ouvrage beaucoup plus étendu et nouvellement publié par l'auteur, se vend 1 fr. 50 c. Le même, traduit en espagnol, 3 fr.

A la mémoire de feu M. CULLERIER, *Médecin en chef de l'Hospice des Vénériens.*

Hommage public de vénération et de reconnaissance, pour la perfection à laquelle il a porté le traitement des maladies syphilitiques.

GIRAUDEAU DE SAINT-GERVAIS, *Docteur en Médecine.*

Robb dépuratif du docteur GIRAUDEAU DE SAINT-GERVAIS.

M'adonnant spécialement à la curation des affections syphilitiques, j'ai fait plusieurs fois usage de la méthode végétale du même Docteur, et en ai toujours obtenu les résultats les plus satisfaisans, même dans les cas les plus désespérés, et sans jamais en observer d'inconvéniens. C'est dans le seul but de servir l'humanité, que je donne ce témoignage public à un honorable confrère, qui le mérite à tous égards.

MOREL, *docteur en médecine à Paris*, auteur de plusieurs ouvrages sur les maladies vénériennes.

Depuis longtemps j'avais entendu parler de la méthode végétale du docteur Giraudeau, pour la guérison des maladies vénériennes, même les plus invétérées. Sans le connaître, je lui adressai quelques-uns de mes malades qui avaient inutilement employé les remèdes les plus généralement suivis, et en moins de deux mois, tous ont été radicalement guéris.

SARRAILLÉ, *médecin*, rue Saint-Victor, n° 61, à Paris.

Honneur soit donc rendu au docteur Giraudeau, qui, depuis longtemps, consacre ses veilles à l'étude des maladies vénériennes, et à la recherche des moyens les plus propres à les guérir. Hommage lui soit rendu surtout, puisqu'il justifie, par la bonté, la sûreté et la prompte influence de sa méthode végétale, la confiance que l'on met en ses talents.

HANIN-DEMERSON, *doct.-méd. de la faculté de Paris.*

AVIS TRÈS-IMPORTANT.

Comme il existe de nombreuses contrefaçons, il est essentiel de faire attention à la signature de l'étiquette et surtout au timbre et aux *deux cachets en cire* qui se trouvent sur les boîtes de Mixture et sur les bouteilles de Robb, dans le verre desquelles est incrustée la même empreinte.

Prix du Robb anti-syphilitique : 12 f. Demi-bout., 6 f. Mixture, 6 f.

Timbre noir et deux Cachets en cire, *Signature de l'étiquette,*

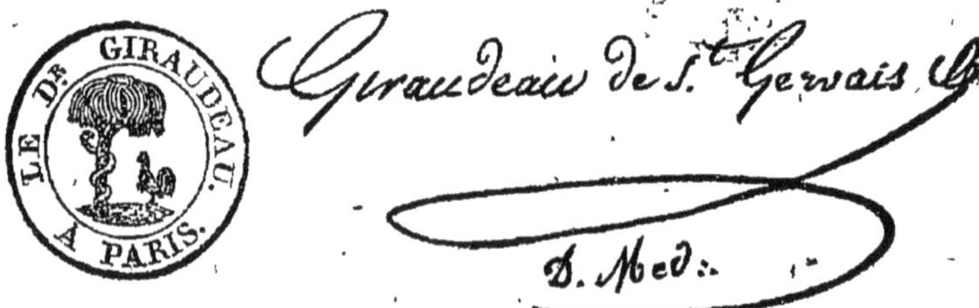

P. S. Cette instruction se délivre gratis. — Le nouveau mémoire de l'auteur sur le traitement des maladies vénériennes, se vend 1 fr. 50 c. dans tous les entrepôts du Robb anti-syphilitique.

TRAITEMENT

DES MALADIES VÉNÉRIENNES

PAR LA MÉTHODE VÉGÉTALE

DU DOCTEUR GIRAUDEAU DE SAINT-GERVAIS,

Rue Aubry-le-Boucher, n° 5, à Paris.

M. GIRAUDEAU DE SAINT-GERVAIS, docteur de la Faculté de Médecine de Paris, ex-chirurgien des hôpitaux, membre de l'École-pratique, et Médecin en chef d'une Maison de Santé, convaincu du danger des palliatifs offerts à la crédulité des gens sans expérience, et témoin des récidives et des accidens nombreux qui sont la conséquence de l'emploi du mercure, guérit radicalement, et en peu de temps, les échauffemens, gonorrhées, et toutes les maladies *vénériennes* récentes, invétérées ou rebelles aux autres méthodes, en détruisant leur principe, par un traitement végétal dépuratif, éprouvé prompt, peu dispendieux, et facile à suivre avec le plus profond secret, même en voyageant (1).

De la maladie vénérienne.

DÉFINITION.

La syphilis est une maladie contagieuse qui se communique par la cohabitation avec une personne infectée, ou par le simple contact des parties qui ne sont revêtues que d'un épiderme très-fin, comme les lèvres, le mamelon; ainsi des baisers, appliqués sur les yeux, la bouche, le mamelon des seins, etc. peuvent également donner naissance à tous les symptômes vénériens primitifs ou consécutifs. L'enfant peut en être infecté dans le sein de sa mère, ou en recevoir le germe en naissant. Souvent il devient l'innocent bourreau de sa nourrice, et d'autres fois, au lieu du lait qui devait le nourrir, il suce à longs traits le poison de la mort.

Cette affection peut encore se transmettre de mille manières (2), et pénétrer dans tous les rangs de l'ordre social; on peut lui appliquer ces vers :

« Le pauvre en sa cabane, où le chaume le couvre,
» Est sujet à ses lois,
» Et la garde qui veille aux barrières du Louvre,
» N'en defend pas nos Rois. »

---

(1) Voir les instructions pour se guérir, aux pages 11 et 19.

(2) Le traitement préservatif de la syphilis doit s'employer immédiatement et avant l'apparition d'aucun symptôme. 3 ou 4 bouteilles de Robb, en 20 jours, suffisent constamment.

Guillaume Hunter rapporte qu'une sage-femme, très-employée à Londres, fut atteinte d'un ulcère syphilitique au doigt indicateur, pour avoir touché une femme infectée avec ce doigt légèrement écorché; et, avant de connaître la véritable nature de cette ulcération, elle la communiqua à plus de quatre-vingts femmes près desquelles elle exerça son ministère. M. le professeur Richerand cite que le baron B*** gagna cette maladie en mettant dans sa bouche une plume à écrire dont son commis, atteint de chancres à la langue, venait d'impreigner les barbes avec sa salive. On sait que feu le célèbre Cullerier, médecin en chef de l'hospice des vénériens, perdit l'œil par une goutte de pus qui jaillit au moment de l'ouverture d'un bubon. On sait encore qu'un rasoir mal propre suffit pour propager les dartres et la syphilis (1).

Dangers de la Syphilis.

De toutes les maladies auxquels l'homme est sujet, aucune ne mérite davantage de fixer l'attention des médecins et des gens du monde, à cause de sa fréquence et du danger de ses résultats funestes. Cette maladie empoisonne les plaisirs, flétrit l'existence de l'homme, et attaquant l'espèce humaine dans sa source même, elle tend sans cesse à la faire dégénérer. Abandonnée à elle-même, elle a une durée illimitée, les symptômes s'aggravent, la santé se détériore; et des infirmités pires que la mort, peuvent en être les tristes conséquences. Ce qui a fait dire à un jeune poète, sans doute victime d'un amour empoisonné :

« On y perd le bonheur d'être époux, d'être père ;
» Par là le genre humain tous les jours dégénère,
» Et ce lieu qui du monde est l'antique berceau,
» Du monde tôt ou tard deviendra le tombeau. »

Tableau de cette maladie.

La maladie vénérienne présente deux ordres de symptômes; les uns désignés sous le nom de *primitifs*, surviennent quelque temps après l'infection, et attaquent les parties qui ont été soumises à la contagion : tels sont les échauffemens, gonorrhées, chancres, bubons, ulcération des lèvres, etc. Les ulcères syphilitiques peuvent aussi être innés : Swediaur rapporte que la femme d'un dragon mit au monde un fils affligé d'un ulcère vénérien à la gorge, précisément dans le même endroit où était situé celui de son père.

Les symptômes *consécutifs* constituent la vérole ancienne ou constitutionnelle, et sont en général le résultat de symptômes primitifs négligés ou mal soignés : tels sont les ulcères

(1) Extrait du dictionnaire des Sciences médicales, au mot Xytre.

de la gorge, les pustules, les boutons au front (*corona veneris*) les choux-fleurs, poireaux, fistules, rétentions d'urine, obstructions et rétrécissement du canal, etc.; souvent aussi le virus vénérien exerce sa terrible influence sur les os, leur membrane extérieure, et leur tissu peut en être affecté dans ses parties les plus dures; de là viennent les exostoses, les ulcères rongeans des os du nez, et les caries vénériennes. Peu-à-peu les ongles s'altèrent, les cheveux tombent, les chairs se ramolissent, les organes des sens se paralysent, et l'homme meurt désséché, insensible à tout, sauf à la douleur.

« Vois ces spectres dorés s'avancer à pas lents,
» Traînant d'un corps usé les restes chancelans;
» Et sur un front jauni qu'a ridé la mollesse;
» Etaler à trente ans leur précoce vieillesse.
» C'est la main du plaisir qui creusa leur tombeau,
» Et bienfaiteur du monde, il devient leur bourreau. »

Origine de la Syphilis.

D'où nous vient la vérole? est-ce une maladie nouvelle en Europe? Non, dit le docteur Lagneau, c'est une dégénérescence de la lèpre qui couvrait tous les pays chrétiens, dans les 12e et 13e siècles, puisque sous le règne de Louis VIII, en 1225, il y avait, d'après Mathieu Pàris, 19 mille hôpitaux destinés aux lépreux. L'importation de cette maladie des Indes-Occidentales, par la flotte de Christophe Colomb, compte encore un grand nombre de partisans. Cependant on trouve dans les auteurs Romains (1) l'indication de plusieurs affections contagieuses des organes génitaux, en tout semblables à la syphilis de nos jours.

Si l'on porte ses regards encore plus en arrière vers le berceau du monde, on voit dans les livres de Moïse une description très-exacte de la gonorrhée virulente, qui rendait immonde ceux qui en étaient atteints, ainsi que les personnes et les objets qu'ils touchaient. *Vir qui patitur fluxum seminis, immundus erit; omne stratum in quo dormierit immundum erit* (2).

La Syphilis peut-elle se développer entre personnes saines?

Le Docteur Blegny (3) rapporte qu'une jeune fille de quatorze ans, poursuivie par sa mère qui voulait la battre alla se jeter dans les bras d'une communauté d'ouvriers; un des frères la conduisit dans sa chambre et la força; il fit ensuite confidence de sa bonne fortune à un autre qui couchait avec lui; et il ne manqua pas de profiter de l'occasion et de l'indiquer à un troisième, de sorte qu'en trois jours il y en eut six qui en abusèrent; à la fin le

(1) Juvénal, sat. II, Martial, aux 7 et 9 liv. de ses Epigrammes.
(2) Lévitique, chap. 15, vers. 2 à 31.
(3) Extrait de l'art de guérir les maux vénériens, par Blegny Richond, pag. 92.

plus prudent fit renvoyer cette fille par une femme qui feignit de l'avoir trouvée dans une église. Elle fut aussitôt renfermée dans un cabinet, où personne ne pouvait entrer que sa mère, à qui elle se plaignit six jours après qu'elle souffrait en urinant de grandes douleurs. Elle fut visitée par un chirurgien qui assura qu'elle avait une *Chaudepisse* vénérienne, et douze jours après il lui survint un bubon à l'aîne droite. Ce nouvel accident acheva de convaincre sa mère, elle fut contrainte de déclarer tout ce qui s'était passé pendant sa fuite; alors on porta plainte, les frères furent visités par ordre de justice; mais on les trouva « tous sains et nets, dit le rapport. »

Le Docteur Weizemann, médecin à Bucharest, prétend qu'on voit souvent la vérole se développer spontanément, et plusieurs fois il a traité avec le plus grand succès, par les anti-véneriens, des écoulemens, des chancres et des bubons qui avaient résisté aux autres traitemens, et qui cependant avaient été contractés pendant la première nuit des noces avec de jeunes houris dont la santé et la virginité ne pouvaient être mises en doute (1).

Chez les animaux, les mêmes causes peuvent donner lieu aux mêmes résultats : « L'un des garde-étalons de la vallée d'Auzun, voulant s'attirer plus de jumens et avoir plus de profit, faisait servir chacun de ses étalons 7 et 8 fois par jour, ce qui ne tarda pas à les épuiser; il imagina alors de ranimer leur ardeur affaiblie par la teinture de cantharides, mais ils furent pris d'écoulemens et d'ulcères qui les rendirent tout-à-fait impuissans (2).

On conçoit, d'après ces faits, comment la communication entre deux personnes saines peut être suivie de phénomènes de maladies vénériennes; il n'est pas rare de voir des écoulemens, des blennorrhagies, des engorgemens du prépuce et mêmes de petits ulcères succéder aux plaisirs trop répétés, ou remplacer chez nous comme en Orient les premières jouissances de l'hymen. Souvent les règles acquièrent des propriétés irritantes et contagieuses à certaines époques, de même qu'on voit des femmes, d'ailleurs bien portantes, communiquer le mal à toutes les personnes qui ont du rapport avec elles, après quelques excès de table ou de lit; on observe encore, surtout dans les grandes villes, que des gens accoutumés à vivre avec une femme, restent en bonne santé, tandis qu'un étranger cohabitant avec cette même femme, en reçoit une infection violente (3). *Attamen nihil fit à nihilo.*

---

(1) Journal camp. des Sc. Méd., pag. 376.

(2) Journal general de Médecine, page 180, tome lxiij.

(3) Souvent la femme se soumet à la visite d'un médecin, et ne présente aucun symptôme apparent de maladie. Cependant, pas d'effet sans cause, pas de génération spontanée, et le

Invasion de la Syphilis en Europe.

L'époque la plus terrible où ce mal exerça ses ravages fut à la fin du 15e siècle. La mort en était souvent la terminaison. Ne la considérant pas comme maladie nouvelle, les médecins contemporains en attribuèrent la cause à l'intempérie des saisons, à la crue des eaux, à la débauche qui allait toujours croissant; d'autres pensèrent que c'était une punition divine. Les astrologues du temps, qui étaient en grande vénération, en trouvèrent la cause dans la comète et la conjonction de certaines constellations, sans parler de l'opinion ridicule de ceux qui en ont attribué le développement à l'antropophagie et à la bestialité (3). On se rappelle en frémissant, qu'à cette époque le conseil du roi d'Écosse, à Edimbourg, et le parlement de Paris, publièrent en 1497 des édits qui chassaient de ces capitales, dans les vingt-quatre heures, et sous peine de *hart* ou de mort, toute personne atteinte de ce *fléau destructeur.*

Un vieux poëte français, en 1520, la désigne ainsi :

« Peste de Dieu d'abord on la nomma ;
» Mais le commun, quand il la rencontra,
» La nommait gore ou la vérole grosse,
» Qui n'épargnait ni couronne ni crosse. »

A cette époque, elle était encore contagieuse par l'air, l'haleine ou les vêtemens. Hume rapporte que le cardinal Wolsey, premier ministre de Henri VIII, fut accusé à la chambre d'Angleterre d'avoir parlé bas à l'oreille du roi, sachant bien que lui Wolsey était infecté de maladie vénérienne.

La Vérole s'est-elle affaiblie ?

Pendant long-temps l'opprobre et le déshonneur stygmatisèrent le front des victimes de la syphilis; c'était alors une maladie honteuse; mais depuis qu'elle s'est répandue dans toutes les classes de la société, on plaint les victimes d'un amour malheureux, mais on ne cesse jamais de les estimer : d'ailleurs qui oserait jeter la première pierre ? La violence du mal s'est graduellement amortie en passant successivement par un grand nombre d'individus, et ses effets sont moins affreux, semblables à un torrent dont le cours se ralentit lorsque du lit étroit où ses ondes se trouvent resserées, il se répand sur de vastes campagnes, et perd sa férocité à mesure qu'il étend ses ravages. Cette opinion compte beaucoup de partisans. Il y a plus d'un siècle que d'Astruc avait annoncé qu'avant cent ans cette maladie s'anéantirait; sa prophétie ne s'est pas réalisée, et Fracastor avait émis une opinion bien plus philosophique sur

---

mal existe à six ou sept pouces de profondeur. Delà l'insuffisance de la visite des filles publiques, qui d'ailleurs n'y sont soumises que tous les mois.

(3) Dictionnaire des Sciences medicales, tome 64, art Cullerier.

sa force et sa durée. Cette affection pourra disparaître un jour, dit-il; il n'en restera plus qu'un faible souvenir, pareil aux notions que nous avons de la lèpre, puis elle reparaîtra long-temps après, sera de nouveau plongée dans une nuit profonde, pour se montrer encore après une longue série de siècles, pour épouvanter les générations, qui la prendront pour une maladie nouvelle, semblable à ces grandes révolutions politiques qui changent et bouleversent tour-à-tour les empires du monde. Cependant dans l'opinion des plus célèbres docteurs de tous les pays, le *virus* est toujours le même; mais semblable aux effets de l'électricité, on en ressent plus ou moins l'influence, selon que les corps sont plus ou moins conducteurs; et si les mêmes réglemens barbares, les mêmes préjugés, les mêmes traitemens existaient, nul doute que cette maladie n'épouvantât encore la société toute entière; mais heureusement pour l'humanité, on a découvert des armes puissantes contre cet ennemi redoutable. Aussi variés que le mal, les médicamens le suivent dans ses diverses transformations, le découvrent toujours sous les voiles les plus obscurs, et suivant toujours sa marche insidieuse, l'atteignent constamment, l'enchaînent et le détruisent.

Ainsi la bénignité de cette maladie doit donc être exclusivement attribuée dans les pays les plus civilisés, non à la dégénérecence du virus, mais aux secours prompts que les malades y trouvent, au dégré de perfection auquel on a porté le traitement de ces maladies et surtout aux principes d'humanité qui s'y sont répandus et qui ont heureusement succédé à la cruauté et à la superstition barbare des siècles précédens. Nous n'abhorrons plus, nous n'exposons plus dans des endroits déserts ou sur un fumier ces pauvres malheureux, nous ne les laissons pas mourir, comme font les Kalmouks, qui abandonnent leurs frères et leurs enfans attaqués de la vérole, sans leur donner le moindre secours. Les personnes de l'un ou de l'autre sexe, moins esclaves des préjugés qu'autre fois, se présentent plutôt pour être traitées, et le sont plus facilement par des gens de l'art plus instuits, et c'est pour cette raison que la maladie syphilitique, quoique plus répandue, est bien moins violente à Paris et à Londres que dans toute autre capitale de l'Europe. Cela est bien différent dans les autres parties du Monde, et principalement dans les petites villes et dans les campagnes (1), où « la plupart des médecins » et des chirurgiens n'ayant pas autant d'occasions de trai- » ter cette maladie, ni antant de moyens d'acquérir des » connaissances et de se former l'esprit et le cœur, n'ont

(1) Tome 1, page 115, 6e édit Swediaur.

» en général que des notions très-bornées et souvent des » connaissances trop superficielles sur cette maladie, et il » n'y a pas très-long-temps encore qu'on a vu dans divers » pays de l'Europe, les médecins et les chirurgiens se croire » autorisés à faire des reproches aux malades, où à les » laisser souffrir; afin de se rendre agréables au Tout- » Puissant, se regardant comme les instrumens de sa ven- » geance, et se croyant destinés par le ciel à les punir » plutôt qu'à les soulager. »

De la Gonorrhée.

Cette maladie, aussi désignée sous les noms d'échauffement, blennorrhagie, chaudepisse, se manifeste par un écoulement muqueux, opaque, d'un jaune verdâtre, sortant du canal de l'urètre, l'émission des urines est alors accompagnée d'un sentiment de cuisson et de chaleur plus ou moins considérable; quelle que soit la cause qui produise cet écoulement, les dangers en sont les mêmes, puisque l'écoulement provient d'ulcères qui existent dans le canal. Cette maladie n'est pas la vérole, mais elle peut en déterminer tous les accidens, si l'on n'y remédie pas convenablement; mais surtout qu'on se garde bien d'en répercuter le principe de prime-abord par les injections ou les préparations astringentes, un repentir éternel en sera toujours la conséquence.

La gonorrhée varie en intensité, quelquefois elle est si bénigne, que le sujet ne s'en aperçoit que par les taches de l'écoulement marquées sur le linge. Le plus ordinairement le malade éprouve à l'extrémité de la verge une vive titillation qui est très-pénible en rendant les urines; bientôt un léger écoulement séreux et limpide annonce l'accroissement des douleurs, et cause de fréquentes érections dont la chaleur du lit augmente le renouvellement ainsi que la durée; alors les érections involontaires troublent le sommeil par la courbure de la verge, les aînes et les testicules deviennent sensibles et annoncent une gonorrhée virulente, vulgairement *Chaudepisse cordée*. Peu à peu l'écoulement change de couleur; les douleurs diminuent et l'inflammation disparaît, si on prend exactement le robb indiqué page 11.

Ecoulement ou Gonorrhée ancienne.

Quand on a fait un traitement palliatif, les douleurs en urinant et en érection ont bien cédé; mais l'écoulement persiste; dans cet état, souvent il n'est pas contagieux, mais sous l'influence du moindre excès, la maladie reprend toute son intensité, et souvent après ces réapparitions on accuse à tort des femmes dont la santé est parfaite. L'individu qui en est atteint s'en guérira facilement, s'il suit exactement notre traitement, et il devra d'abord insister sur l'usage de six à huit bouteilles de robb, avant de faire usage de la mixture anti-gonorrhéenne, ou bien, si l'on ne fait pas usage de mixture, on devra continuer le robb jusqu'à disparition complète de tout suintement (1).

Fleurs blanches des femmes et traitement.

Les dames ignorent de bonne foi, mais elles se déguisent le plus souvent ce qui peut donner lieu aux fleurs blanches. Ce qui fait que la plupart sont dans une sécurité profonde sur la nature et les causes de cette espèce de maladie, c'est qu'elles ne veulent pas se rappeler ce qui peut leur *être arrivé dans leur jeunesse.* Si la plupart voulaient faire de sérieuses réflexions sur les premiers actes de leur éducation, sur leurs liaisons, ou les imprudences commises après leurs couches au moment de la sécrétion du lait, peut-être reviendraient-elles bientôt de l'erreur où elles ont été long-temps sur le caractère et la nature de leurs prétendues *fleurs blanches*, qui parfois peuvent devenir contagieuses à l'homme qui les approche, et leur causer des reproches vifs et mérités. Cette maladie, si commune dans les grandes villes, est inconnue dans les campagnes; elle n'est donc pas une loi de la nature. Je ne saurais trop le répéter, qu'on ne s'abuse pas sur la nature de cette affection; lorsqu'au lieu d'être limpide et claire comme de l'eau, la couleur en est épaisse ou d'un jaune verdâtre, alors malheur aux femmes qui ne s'en débarrasseront pas, Cette affection n'est d'abord qu'incommode; elles éprouvent des tiraillemens et des douleurs d'estomac, la fraîcheur et l'appétit se perdent; l'embonpoint diminue, les membres se dessèchent, des douleurs sourdes se font sentir au bas ventre et réalisent les tortures de Prométhée. De 40 à 50 ans, se présente l'effrayant tableau d'une malheureuse sans espoir, succombant lentement, dévorée par un cancer ou un ulcère à la matrice (2).

Le traitement des pertes en blanc exige au moins l'emploi de quatre bouteilles de robb, et une boîte de mixture. Comme souvent les écoulemens sont mêlés de lait vicié, les dames devront aussi se laver avec de l'eau et de l'extrait de Saturne, et faire quelques injections du même liquide. Les injections sont pour elles sans danger.

Chaudepisse tombée dans les bourses.

Tout ce qui tend à opérer la suppression de la gonor-

(1) Par ce moyen je puis garantir la guérison, car on est parvenu maintenant à un degré de certitude mathématique. Mais que le malade ne se berce pas d'espoir imaginaire, parce qu'il n'existe qu'un suintement peu marqué, en vain essayera-t-il tous les remedes palliatifs, il ne s'en guérira pas; et les injections ne feront que hâter les rétrécissemens du canal dont il est menacé, car cette humeur, quoique peu abondante, est l'indice d'un ulcère du canal de l'urètre qui n'est pas cicatrisé

(2) Le Robb est encore le seul remède qu'on doive apporter à cette cruelle maladie, et son usage, long-temps continué, a opéré plusieurs guérisons.

rhée, avant que le principe du mal n'ait été détruit, peut refouler l'écoulement vers les aînes et déterminer des poulains, et le plus souvent occasionner le gonflement inflammatoire des testicules qui surpasse en peu de temps trois ou quatre fois leur volume en grosseur, la fièvre survient, les douleurs sont très-vives, accompagnées de pesanteur aux reins et de tiraillemens du cordon spermatique correspondant au testicule engorgé. Cet accident est déterminé par les forts purgatifs, les injections, les coups, chûtes, marches forcées, préparations mercurielles et autres remèdes violens. On y remédiera par une application de quinze ou vingt sangsues au-dessous des bourses, l'usage d'une tisanne d'orge perlé et dix grains de sel de nitre par pinte; ensuite on applique des cataplasmes de farine de graine de lin, et quand il n'y a plus de douleur on se sert de boue de meule pour cataplasme; on garde le lit, et quelques jours après, tout est dissipé, pourvu qu'on ait toujours pris par jour au moins six à huit cuillerées de robb mélangé à une tisanne de graine de lin.

Première instruction pour le régime.

Nous conseillons au malade, aussitôt qu'il s'apercevra des premiers symptômes que nous venons de décrire, de porter un suspensoir, de diminuer un peu sa nourriture, de s'abstenir de bière, de café, de vin pur, d'eau-de-vie et de liqueurs, on doit aussi se priver de crudités et d'alimens trop salés, vinaigrés ou épicés, proscrire la danse, les courses à cheval et tout sacrifice à Bacchus ou à Vénus. Ce traitement n'empêche pas de vaquer à ses occupations et peut être suivi à toutes les époques de l'année.

Deuxième instruction pour prendre le Robb du docteur Giraudeau de Saint-Gervais.

Dans toutes les maladies on peut prendre quelques bains, mais on doit toujours s'abstenir des injections et de toutes les préparations violentes, plutôt inventées pour détruire le malade que la maladie.

Le Robb anti-syphilitique se prend à la dose de 3 cuillerées à bouche, matin et soir, une heure au moins avant ou après le repas. Après 4 jours on augmente d'une cuillerée matin et soir; et vers le 12e jour, on en prend 3 cuillerées au milieu du jour, ce qui fait alors 11 cuillerées par jour, et alors on n'augmente plus les doses.

Ce Robb se prend dissous dans deux fois autant d'eau, c'est-à-dire, si l'on met 4 cuillerées de sirop, on en met 8 d'eau, et l'on remue le tout pour le mélanger.

Une bouteille de Robb peut durer de 5 à 8 jours.

Dans les écoulemens, outre le Robb, on doit boire par jour 1 litre d'eau, avec du sirop d'orgeat ou de guimauve.

Troisième instruction pour terminer les Ecoulemens par la Mixture du Docteur Giraudeau de Saint-Gervais.

Ce précieux médicament termine les gonorrhées récentes ou anciennes en peu de jours; mais on ne doit y avoir recours qu'après avoir détruit radicalement le virus de la gonorrhée par six ou huit bouteilles de Robb, selon la gravité de la maladie, ou son ancienneté, et on continue le Robb en prenant la mixture, et même les malades qui ne sont pas pressés d'obtenir une guérison prompte pourront s'abstenir de mixture et le robb seul les guérira radicalement.

Cette mixture se prend avec la pointe d'un couteau, gros comme un haricot qu'on avale, après l'avoir enveloppée d'une hostie mouillée; on réitère cette dose trois fois, matin et soir, et chaque jour on augmente la dose des pilules, et on a toujours soin d'éviter d'en prendre pendant l'heure qui précède ou pendant celle qui suit chaque repas; il faut en prendre de manière à chasser l'humeur par les selles; cependant, si le ventre était trop relâché, on devrait diminuer la dose; chaque boîte de mixture doit durer cinq à sept jours; deux à trois sont toujours nécessaires (1) et on doit toujours continuer le Robb avec la mixture pendant quelque temps, quoique l'écoulement ait entièrement cessé. Ce traitement ne contenant rien de mercuriel, convient à tous les âges; seulement les dames et les vieillards doivent prendre les doses un peu moins fortes, et celles-la suspendre pendant leur flux périodique. Cette mixture dérange un peu l'appétit.

Vérole nouvelle, Chancres et Ulcères.

Les chancres (2) et les ulcères vénériens sont des petites plaies variables en largeur et en profondeur, et qui affectent chez l'homme, le gland, le prepuce, la peau de la verge et des bourses, l'anus et la bouche; chez la femme, la face interne des grandes lèvres, le col de la matrice, à six pouces de profondeur, les mamelons et la langue, si le virus y est appliqué.

Une écorchure ou une démangeaison est l'avant-coureur d'une petite rougeur qui blanchit bientôt, et laisse échapper quelques gouttes d'un liquide jaune claire et très-âcre; bientôt le centre se creuse, devient blanc, tandis que les bords, conservant un aspect rouge pâle, restent durs et engorgés; l'humeur qui en découle change aussi de nature, elle s'épaissit, acquiert de la viscosité, et ressemble à un véritable pus. Les chancres sont ordinairement recouverts

(2) Les ulcérations et chancres sont le germe des bubons, et beaucoup plus dangereux que la gonorrhée; ils sont faciles à guérir à leur début; il ne faut donc pas s'abuser sur leur nature.

d'une couenne blanchâtre, ils s'élargissent peu à peu, ou creusent en largeur où en profondeur; on les distingue en *chancres* indolens et *chancres inflammatoires*, ce sont ces derniers qui causent souvent le Phimosis ou étranglement *inflammatoire* du prépuce au-devant du gland, ou le Paraphimosis du gland, qui est l'opposé, et qui a lieu lorsque le prépuce est retiré en arrière, et serre fortement le gland, en formant un bourrelet enflammé, rouge et très-douloureux. Les chancres les plus douloureux sont ceux du filet, ou du fond de la gorge.

Vérole invétérée.

La plus petite portion du virus syphilitique suffit pour produire dans tout le corps les plus grands désordres, mais il lui faut un certain temps pour se développer, et l'intervalle entre l'infection et l'apparition de la maladie est plus ou moins long, selon les tempérammens ou le régime de vie, en général, cependant, plus la maladie tarde à se déclarer, plus elle est grave. Les écoulemens se montrent du troisième au sixième jour, et les chancres du sixième au douzième jour; si le germe a été intense, le mal reste quelquefois caché pendant plusieurs mois. Swediaur cite l'exemple d'un de ses amis qui partit pour les Indes-Orientales, avec l'apparence d'une bonne santé; mais en approchant de ces climats brûlans, après un voyage de quatre mois, il fut attaqué, avant de mettre le pied à terre, d'une violente blennorrhagie, sans avoir vu de femme depuis son départ.

La vérole n'est pas une affection simple qui attaque un seul organe ou une seule partie du corps; c'est un nom collectif de l'assemblage de divers symptômes produits par un virus spécifique.

Les chancres négligés ou mal traités entraînent toujours l'infection générale, de même que lorsque l'on veut arrêter de suite une gonorrhée; en effet, puisque l'humeur vénérienne appliquée sur un autre individu lui donne une maladie semblable, à plus forte raison doit-elle exercer sa propriété contagieuse sur le malade lui-même; par conséquent puisqu'il ne peut y avoir de gonorrhées sans principe contagieux, ni de chancres sans commencement d'infection, il est donc dangereux de supprimer celles-là, ou de cautériser les chancres avec la pierre infernale, dans les premiers jours de leur apparition. On doit plutôt en favoriser la suppuration.

1° Parce que cette suppression extérieure ne détruit pas l'infection, mais seulement l'ulcère.

2° Parce que souvent elle est suivie de bubons aux glandes aînes, ou d'ulcères à la gorge.

3° Parce que la cicatrice prompte qui en résulte, laisse le malade dans une fausse sécurité qui le dissuade de prévenir, par un bon traitement, l'infection générale dont il a tant à redouter les suites.

Des Bubons ou Poulains.

Le bubon est une tumeur formée par l'engorgement des glandes de l'aîne ou du cou. Les bubons sont presque toujours précédés par des chancres qui ont été mal soignés, et ils réclament le même traitement : on applique avec succès des sangsues à leur début, et des cataplasmes émolliens avec farine de graine de lin. S'ils ont été trop négligés, on doit en favoriser la suppuration par des cataplasmes maturatifs, composé d'oseille cuite et farine de graines de lin en parties égales, et faire le traitement entier, composé de douze bouteilles de Robb dépuratif, qu'on prendra en 70 ou 80 jours.

Des Pustules.

Les pustules (mauvais boutons), sont de petites tumeurs sèches ou humides, ou taches cuivreuses qui indiquent une infection ancienne; elle se montrent aux mêmes lieux où les chancres se développent, et secondairement au front, entre les épaules et sur tous les points du corps; le traitement est de 6 à 12 bouteilles de Robb.

Excroissances vénériennes.

Les végétations sont des pullutations saillantes, qui ont leur siége dans la gorge, le nez, la surface du gland et du prépuce, ou le pourtour de l'anus; on leur donne, d'après leur forme et leur grandeur, le nom de crètes de coq, choux-fleurs, condilômes et champignons; ces maladies ne cèdent qu'au traitement complet de 10 à 12 bouteilles de Robb.

Douleurs Ostéocopes.

Ces douleurs ont leur siége dans les os, elles sont lancinantes et reviennent par intervalles; elles se montrent surtout la nuit, et sont exaspérées par la chaleur du lit; elles peuvent se faire sentir dans tous les points du corps; mais spécialement aux reins, aux articulations, et les os du crâne ou des membres. 12 à 15 bouteilles.

Exostose Vénérienne.

L'exostose ou périostose, est une tumeur inflammatoire de la substance osseuse : cette maladie attaque surtout les os qui sont recouverts de peu de parties molles, tels que ceux du crâne, la mâchoire inférieure, le sternum, les os des bras et des jambes; même traitement que les végétations et les bubons.

Carie Vénérienne.

La carie est une véritable ulcération des os, lesquels se

ramollissent, se creusent et fournissent un liquide sanieux, d'une odeur ordinairement fétide : si elle se montre à la tête, elle peut causer la *surdité*, la cécité, le cancer du nez, ou des fosses nazales, de même que l'affaiblissement des facultés intellectuelles, la folie et la mort. On sait que l'ancien traitement, par l'usage du mercure, causait toujours un affaiblissement de la mémoire et des facultés intellectuelles, quand on y avait recours plusieurs fois.

Alopècie, ou Chûte des Cheveux.

L'alopécie consiste dans la chûte des cheveux et la dénudation du cuir chevelu : cette maladie, non traitée, peut déterminer la chûte des sourcils, des cils, de la barbe, et de tous les poils qui ombragent les différentes parties du corps, ainsi que l'altération des ongles, des gencives et la perte totale des dents. Même traitement.

Dartres Vénériennes et autres accidens.

Le virus syphilitique peut se montrer aussi sous forme de catarrhe à la vessie, rougeur des paupières, douleurs à l'estomac, de *dartres* (1), de *boutons*, *clous*, de *rhumatismes*, *goutte*, et produire mille accidens nerveux qu'il serait trop long d'indiquer, ainsi que les symptômes de la phtisie pulmonaire, en se fixant sur les poumons, mais ces maladies sont toujours curables quand elles sont d'origine syphilitique.

Ecrouelles.

On sait que les *humeurs* froides ou scrophules, chez les enfans, sont presque toujours le cachet de la mauvaise santé de leurs parens; on doit y remédier en leur faisant prendre quatre bouteilles de Robb dépuratif en trois mois, dans la saison du printemps, et en réprendre autant l'année suivante, pendant 3 ou 4 ans consécutivement; il en sera de même du rachitisme ou courbure des os, car le virus syphilitique dégénéré le produit presque toujours.

Des diverses méthodes de guérir.

En examinant la thérapeutique de cette maladie, on voit qu'une foule de méthodes et de médicamens divers ont tour à tour été prônés et mis en usage par des médecins, des guérisseurs et des charlatans de toute espèce, qui sont sans aucune connaissance ni titre légal dans la société.

Au milieu de la fluctuation des opinions diverses qui se sont tour-à-tour englouties dans le fleuve de l'oubli, le mercure a longtemps survécu, et a été considéré comme l'antidote par excellence, depuis Bérenger de Carpi. Mais que d'accidens n'a-t-il pas produits! La guerre la plus terrible n'a peut-être jamais été aussi meurtrière; déjà au

(1) Une notice sur les dartres se délivre séparément

16e siècle, un célèbre médecin, *Ulric Hutten*, qui avait subi dans l'espace de neuf ans, onze traitemens mercuriels, sans avoir pu guérir radicalement, prétend qu'à cette époque, à peine si l'on voyait guérir un malade sur cent(1); les médecins, de tous les temps, ont donc cherché à substituer au mercure des remèdes moins infidèles et moins dangereux, et ont proposé tour-à-tour le muriate d'or, l'alcali volatil, la limonade nitrique, la pommade oxigénée, et le temps n'est pas loin, où, consultant moins la routine que l'expérience, les mercuriaux à l'intérieur seront proscrits à jamais de la matière médicale.

L'expérience journalière nous démontre que les végétaux anti-vénériens administrés avec exactitude, dissipent constamment tous les symptômes syphilitiques les plus invétérés, soit qu'on soit obligé de leur associer le mercure comme auxiliaire (2). M. Cullerier, médecin en chef de l'hospice des vénériens, a rapporté beaucoup d'exemples de cures semblables; nous pourrions également en citer un très-grand nombre observées dans notre pratique particulière, sur des personnes notablement connues; mais les secrets des autres ne nous appartenant pas, je me bornerai aux observations suivantes (3):

Douleurs vénériennes.

« Marie V....., sage-femme, avait depuis dix ans, un engorgement du périoste de la région inférieure du tibia droit, formant » un nodus indolent, et depuis trois mois une exostose considérable » dans toute l'étendue du tibia gauche, lesquels étaient accompagnés de violentes douleurs nocturnes dans la tête et dans » plusieurs parties du corps Les médecins les plus en réputation » avaient successivement donné à cette maladie toutes les préparations mercurielles usitées, mais sans aucun avantage. En conséquence, elle fut mise à l'usage de remède végétal, et la guérison fut parfaite après deux mois de ce traitement, pendant » lequel la malade prit un assez grand nombre de bains. »

Dépôt vénérien.

« M. X..., avait depuis deux ans des chancres qui avaient rongé » le voile du palais et des gencives, en outre un testicule engorgé, » par suite de la répercussion d'une gonorrhée par un remède astringent et des injections; les douleurs qu'il y éprouvait l'avaient » forcé de consulter M. Boyer, chirurgien en chef à la Charité, » qui lui avait dit de ne rien essayer, l'opération étant le seul » moyen qu'on pourrait tenter, quand il y serait décidé. Le 20 décembre 1825, il vint me consulter et le 15 mars il était entièrement guéri. Quinze bouteilles de Robb anti-syphiltique avaient » été nécessaires. »

Ecoulement récent.

« M. D. C.., officier-superieur, mais sans fortune, devait

---

(1) De Guajaci med., cap. 4. — Lagneau, pag. 205, 5e éd. 1818.

(2) Lagneau, page 347, 5e édit.

(3) Ceux qui désireront des détails plus étendus devront se procurer mon nouveau Methode sur la Syphilis, chez tous les dépositaires. Prix, 1 fr, 60 c,

» épouser une riche héritière, trente jours avant son mariage il » gagne une gonorrhée cordée violente. Cinq bouteilles de Robb » et deux boites de mixture, en vingt-cinq jours, le guérirent » radicalement. La célébration eut lieu; et, depuis deux ans, sa » santé a toujours été parfaite. (1) »

Dangers du Mercure.

Les médecins observateurs savent qu'outre les accidens qui arrivent instantanément après l'emploi des mercuriaux, tels que des nausées, des coliques, salivations, etc., leur emploi est encore suivi, tôt ou tard, de boutons, de dartres, du ramolissement des os, de la fièvre de consomption, etc. Les chirurgiens anglais ont appelé ces phénomènes consécutifs lépre mercurielle (2), très-bien décrite par le docteur Mullin.

Le mercure est un des plus violens poisons fournis par le règne minéral : en frictions, il détermine souvent la salivation, le ramollissement des gencives, et la chûte des dents; à l'intérieur, sous forme de pilules ou de liqueur de Van-Swiéten, il détermine des diarrhées continuelles, la phtisie pulmonaire, et pourrait déterminer la mort, à la dose de trois ou quatre grains ; on a eu un exemple matériel de ces dangers (3), il y a quelques années. Le vaisseau le *Triomphe* était chargé de mercure qui, par accident s'échappa à fond de cale; et à l'instant même plus de deux cents hommes de l'équipage furent pris de salivation mercurielle, d'ulcères à la gorge, de tremblemens et de paralysies partielles. Dans ces derniers temps, le docteur Lefèvre a aussi publié des observations curieuses qui prouvent que, dans plusienrs circonstances, c'est au mercure qu'on devait rapporter des pustules à la peau et des ulcérations à la gorge, qui ne disparaissaient que lorsqu'on cessait la liqueur de Van-Swiéten, et reparaissaient encore si l'on en recommençait l'usage (4).

Supériorité de la Méthode végétale.

Ce sont principalement les médecins anglais, chargés de la direction des grands hôpitaux militaires, qui nous ont démontré mathématiquement la possibilité de guérir radicalement toutes espèces de maladies vénériennes *sans mercure* (3). Guillaume Ferguson, médecin de l'armée anglaise en Portugal et en Espagne, engagea le premier ses compatriotes à en cesser l'emploi, qn'il voyait toujours produire des incommodités très-graves pour toute la vie;

(1) Quand la maladie sera traitée de suite par mon Robb, le résultat sera toujours le même; quand on y a recours secondairement, le traitement est plus long. (*Voyez* Gonorrhée ancienne, page 14.)

(2) Edimburg medical and surgical, Mémoire du docteur Lefèvre, Bulletin de la Société médicale, mai 1824.

(3) Archives générales de médecine.

(4) Mémoire de M. Lefèvre, mars 1824, observ. 1, 2, 3, 4, 5.

(5) Mémoire de M. Krueger, médecin à Holzminden, journal comp., tom 14, p. 110.

déjà les Portugais n'employaient pas un grain de ce métal, et guérissaient plus promptement. Quatre ans après les observations de Ferguson, parurent en Angleterre les ouvrages de Rose, Thompson, Barthe, etc., qui établirent sur de nouveaux faits l'efficacité du traitement non mercuriel. Ils procédèrent tous avec la plus grande circonspection, et finirent par adopter exclusivement (1), ainsi que MM. Murray, Evans et Brown, en France, qui ne virent jamais qu'une fois sur seize survenir des symptômes secondaires, lesquels cédaient également aux mêmes moyens. Le résultat fut le même à l'hôpital d'Yorck, dirigé par MM. Gordon et Guthrie. Le dernier affirme, d'après une longue expérience, « que tous les ulcères des parties génitales, » quels que soient leurs formes ou leur aspect, sont guérissables sans mercure. »

Propriétés du Robb anti-syphilitique.

Des milliers d'expériences, toujours suivies des plus heureux résultats, faites tant par nous que par une foule des médecins les plus distingués (2), et par plusieurs membres de la Faculté de l'Académie royale de Médecine, nous ont démontré qu'il n'existe pas de syphilis, sous quelque forme qu'elle se présente, et à quelque période qu'on l'attaque, qui résiste à l'emploi méthodique du robb anti-syphilitique, sauf les cas qui réclament quelques remèdes externes, ou certaines opérations chirurgicales. Ce remède remplace avantageusement tous les anti-vénériens, telles que poudres, pilules anti-syphilitiques, sirop de Cuisinier, préparations Balsamiques, Brésilienne, Américaine, Napolitaine, qui, la plupart, ne déterminaient qu'une seule action (3). Les uns sont mercuriels, d'autres sudorifiques, purgatifs, diurétiques, ou répercussifs, tandis que le concours d'un certain nombre de ces effets, sagement combinés, est d'une indispensable nécessité pour triompher d'une maladie qui, semblable au Protée de la fable, revêt tour-à-tour cent formes différentes.

Pour nous qui puisâmes cette méthode de traitement dans de nombreuses expériences faites à l'hospice des vénériens, et dans les savantes leçons des professeurs de la première école du monde, nous avons acquis la conviction intime, que pour combattre avec un plein succès les affections vénériennes, il fallait nécessairement en détruire le principe, par les moyens suivans :

---

(1) Mémoire de Krueger déjà cité, pag. 214.

(2) Le Robb étant le seul remède qui guérisse les maladies invétérées, ces qualités précieuses lui ont valu une vogue universelle, les éloges de tous les journaux de médecine et les suffrages unanimes des docteurs, qui l'ont employé dans les cas les plus désespérés. (*Voyez* leurs attestations sur la couverture.)

(3) Tous ces remèdes ne font qu'entretenir le mal, et aussitot qu'on les cesse, il reparaît plus dangereux qu'avant.

1° Les attaquer par des médicamens capables de neutraliser le *virus* qui, comme on sait, est un germe contagieux (sui generis) qui roule avec les humeurs, dont il faut déterminer l'issue par les émonctoires naturels;

2° Provoquer les sueurs par les sudorifiques;

3° Exciter l'urine par les diurétiques;

4° Exciter la secrétion intestinale par de légers purgatifs;

Faire un tout de ces élémens divers, a été notre but, et notre méthode remplit parfaitement toutes ces indications, aussi a-t-elle été exclusivement adoptée dans les maisons de santé de Paris, et généralement dans toutes les principales villes de France, vu qu'étant rationelle, on peut suivre ce traitement avec l'assentiment du médecin dans lequel on a placé sa confiance.

4° *Instruction. Traitement de la vérole par le Robb.*

La vérole récente comprend les chancres, ulcérations, bubons, tumeurs dans les bourses, etc.; il faut que le malade suive le même régime que celui tracé pour le traitement de la gonorrhée; on panse les chancres avec un peu de cérat opiacé : s'il y a inflammation, on baigne la verge dans de l'eau de guimauve; le malade devra prendre en 30 ou 45 jours, pour la guérison de cette maladie, de six à dix bouteilles de robb anti-syphilitique dans de l'eau, à la dose de 3 et 4 cuillerées le matin, à midi, et le soir une heure au moins avant ou après le repas (1), et on peut boire aussi dans le jour une décoction de salsepareille, une demi-once par pinte, avec du miel. Comme cette tisane est un peu échauffante, on pourra la remplacer en buvant une pinte d'eau avec du sirop de gomme ou de capillaire. Si la maladie a déjà été traitée ou qu'elle dure depuis longtemps, il faudra avoir recours au traitement entier, qui se compose de douze bouteilles de robb qu'on prend en deux mois; on devrait même y avoir recours pour une maladie récente, si l'infection a été violente. A dose un peu forte le robb purge légèrement et entraîne des matières qu'il a détachées de la masse du sang et des humeurs.

5e *Instruction. Guérison de la Vérole invétérée.*

Les maladies anciennes réclament rarement plus que le traitement entier, qui est de 12 bouteilles de robb, que l'on prend pendant 2 ou 3 mois (2). L'action de ce remède est si douce, qu'elle ne compromet jamais la susceptibilité de l'estomac, même le plus délicat, et guérit radicalement les exostoses, les pustules, les végétations, les engorgemens testiculaires, la carie, les dartres, et tous les dépôts vénériens, quel que soit leur siège ou leur ancienneté, etc.;

---

(1) Voyez la deuxième instruction, page 11.

(2) L'auteur répondra de suite, et sans frais, aux lettres et mémoires qui lui sont adressés.

conjointement avec les *bougies* (3) médicales du même docteur, ce Robb guérit aussi les obstructions ou rétrécissemens du canal de l'urètre, sans qu'on soit obligé d'en brûler l'intérieur avec la pierre infernale, comme l'a proposé le trop célèbre Ducamp, ce qui permet aux malades de se guérir eux-mêmes sans le secours d'une main étrangère, et sans aucun accident.

Ce remède doit encore être exclusivement adopté toutes les fois qu'un malade, ayant eu des symptômes de syphilis mal soignée, craindra une maladie vénérienne constitutionnelle *stationnaire*. Nous le recommandons aussi à ceux qui, voulant se marier, ne sont pas sûrs d'eux-mêmes, et redouteraient les conséquences d'une maladie qui se reproduit toujours quand elle a été mal guérie ou répercutée par le mercure ou par certaines préparations débitées avec emphase, sous des noms divers, pour guérir en quelques jours. Ces remèdes contentent la jeunesse inexpérimentée, mais en lui préparant des regrets éternels. On doit d'ailleurs toujours se méfier de ces remèdes trop prompts et de ces innovations hardies, suites des mauvais systèmes qui sont aussi dangereux en médecine qu'en politique, et qui, après avoir paru devoir changer et éclairer toutes les opinions, doivent bientôt rentrer dans le néant; semblables à un volcan, qui après avoir brillé de l'éclat le plus vif, disparaît pour toujours, ne laissant à sa suite que des laves et des ruines, seuls témoins de son existence éphémère; cet éclat mortel ressemble à celui des palliatifs, et malheur à l'imprudent assez indifférent pour l'avenir pour en faire usage! Tôt ou tard le mal se reproduira et doit empoisonner son bonheur domestique, en infectant une épouse qu'il aime, et les enfans qui en naîtront. Combien de ménages et d'unions les plus douces, rompus ou rendus malheurenx par la réapparition de cette maladie mal éteinte!

Progrès récens de la chimie et de la médecine sur cette maladie. (1)

Pendant long-temps le traitement de cette maladie fut abandonné aux pharmaciens, aux empiriques et aux herboristes, les docteurs en médecine dédaignant de s'en occuper (2); mais l'influence que cette maladie exerce sur

(3) *Usage.* — On les enduit d'huile d'olive, et on les laisse séjourner dans le canal une demi heure matin et soir. Une bougie dure trois à quatre jours. Quel que soit le rétrécissement, la guérison est sûre avec l'assortissement complet des douze numéros, qui se vend 36 fr. dans tous les dépôts du Robb.

(1) Ce Robb ne doit pas être confondu avec l'ancien remède de feu Laffecteur, qui fut inventé en 1776 et que les Médecins français ont abandonné comme ruineux, et n'etant pas au niveau des connaissances nouvellement acquises sur les maladies vénériennes, depuis une vingtaine d'années où la science a changé de face.

(2) Paris et toutes les grandes villes sont encore infectées d'une foule de guérisseurs cupides, qui, sans science et sans titre de médecins, exploitent la credulité des gens sans expérience et timides, qui achetent leurs drogues, dans l'espoir de guérir en quatre ou cinq jours, comme beaucoup l'annoncent.

le bonheur et l'existence de l'homme, et sur la progéniture est réellement trop pénible pour ne pas chercher à en repousser les suites funestes. Pénétré de ces considérations, depuis de longues années je me suis constamment occupé du traitement de la syphilis, et guidé par l'envie d'être utile, je me suis déterminé à rédiger ce petit ouvrage, fruit d'une longue expérience, et dans lequel les règles de l'art de guérir cette maladie, qu'on a tant d'intérêt de cacher, sont émises avec autant de brièveté que de clarté.

Aucun livre jusqu'alors n'avait rempli ce but; les uns écrits à des époques éloignées, renferment des préceptes dangereux que l'expérience a démentis, et qu'il appartient au médecin seul de discerner. Les autres conçus sous un point de vue scientifique, exigent des connaissances profondes en médecine pour se laisser comprendre; d'autres enfin donnent les formules des médicamens à prendre, ce qui à mon avis est on ne peut plus dangereux, car pour être assuré de bien guérir les affections vénériennes, tout médecin qui n'est pas accoutumé d'administrer les remèdes au hasard, ne doit jamais faire usage d'aucune préparation ou composition pharmacentique qu'il n'ait pris soin de la faire confectionner devant lui, et par une personne dont il connaisse l'exactitude et la probité, sinon les meilleures prescriptions ne seront d'aucune efficacité. Les inconvéniens fréquens que j'ai vu arriver à tous mes confrères, m'ont rendu scrupuleusement exact; et même sévère sur ce point; c'est à ce soin que j'ai toujours dû les succès nombreux et constans de mon traitement, et c'est ce qui m'a déterminé, il y a quelques années, à établir chez des pharmaciens des dépôts de mon Robb anti-syphilitique et de la mixture anti-gonorrhéenne, préparés sous mes yeux; car n'ayant jamais fait un secret de ma méthode; c'est ainsi que je puis répondre personnellement de son efficacité; d'ailleurs, j'ai toujours pensé qu'un homme, qui professe honorablement l'art de guérir, ne doit jamais cacher la composition des remèdes qu'il emploie, s'il veut jouir long-temps d'une confiance méritée.

Puissent les nombreuses victimes, guidées par mes conseils, cesser de s'adresser aux charlatans et aux ignorans médicastres, n'avoir jamais recours aux remèdes palliatifs et au mercure, pires que la maladie même; alors mes espérances seront réalisées, et mon travail trouvera sa récompense dans le bien que j'aurai fait.

Liste générale des Dépôts autorisés du Robb anti-syphilitique *et de la* Mixture, *chez MM. les Pharmaciens dont les noms suivent, et auxquels on pourra s'adresser avec toute confiance :*

A Abbeville, chez M. Delacroix.
Agen, Pons.
Aix, Icard.
Alby, Berry.
Alençon, Desnos.
Amiens, Chéron.
Angers, Guerineau.
Angoulême, Hillairet.
Argentan, Lainé.
Argenton, Victor Pepin.
Arras, Thuillier.
Arles, Aimé Dumas.
Aubusson, Pépin.
Autun, Cosserel.
Auxerre, Frémy.
Avignon, Moutte.
Avranches, Anger.
Bagnères-de-Bigorre, Lavigne.
Bar-le-Duc, Picquot.
Bayeux, Lequesne.
Bayone, Lebeuf.
Belfort, Parisot.
Besançon, Desfosses.
Beaucaire, Demery.
Beauvais, Viglas.
Blois, Rossignol.
Bordeaux, Lacotte, place Ste.-Colombe, n° 34.
Boulogne-sur-Mer, Vandoisen.
Bourbon-Vendée, Guyot.
Bourbonne-les-Bains, Bézu.
Bourges, Subers.
Brioude, Hérauld.
Brives, Lafosse.
Brest, Freslon, Grande-Rue, 13.
Caen, Guérin, rue St.-Pierre.
Cahors, Baldy.
Calais, Grandin.
Cambray, Tordeux.
Carcassonne, Boussaguet.
Castres, Paraire, sr Audouard.
Cette, Rouquette.
Châlons-sur-Saône, Suchet.
Châteauroux, Boissard.
Chartres, Barrier.
Chaumont, Regnard.
Chauny, Lebret-Legrand.
Cherbourg, Godefroy.
Chollet, Caternault.
Cognac, Thaumur.
Colmar, Duchampt-Haffner.
Compiègne, Baudequin.
Condom, Manas.
Clermont-Ferrand, Montel, rue du Port, n° 70.
Coutances, Devaux.
Digne, Hugues.
Dijon, Voituret, rue de Condé, n° 5.
Dôle, Lecoynet.
Douay, Gocqueau.
Draguignan, Dupré.
Dunkerque, Stival.
Epinal, Bataille.
Evreux, Boutigny.
Falaise, Mariolle.
Fontainebleau, Bernard, droguiste.
Fontenay-Vendée, Foucaud.
Fougères, Heudes.
Granville, Orange.
Grenoble, Camin, place Ste-Claire, maison Vaguat.
Guingamp, Aldebert.
Hâvre, Guillou fils.
Joigny, Constantin Courtois.
Lachâtre, Legros.
La Flèche, Guettier.
La Fère, Flavignon.
Langres, Rehilly.
Laon, Vaudin.
La Rochelle, Fleury.
Laval, Mulot.
Lille, Marchand, rue de Paris.
Limoges, Labrousse, rue des Bancs.
Lisieux, Mondehard.
Luçon, Brunet.
Lons-le-Saulnier, Boussaud,
Lorient, Bizos.
Luneville, Delcominet.
Lyon, Vernet Sr Roman, place des Terreaux.
Mâcon, Garnier et Martinet.
Mans, Blin.
Marseille, Thumin, rue de Rome, n° 46.
Meaux, Lugan.
Maubeuge, Maillard.
Melun, Lecointe fils.
Mende, Marcé.
Metz, Dessertenne, rue du Palais, n° 6.
Mézières, Cassan.

Mirecourt, Pommier.
Montauban, Martrès.
Montpellier, Bories, doct.-méd.
Mont-de-Marsan, Bergeron.
Montmorillon, Depouges.
Morlaix, Danet.
Moulins, Mérié.
Nancy, Suard, place Royale.
Nantes, F. Vidie, quai Brancas.
Nevers, M. Bourgeot-Mérijo, rue des Chapeliers.
Niort, Frogé.
Nismes, Buiseon, s[r] Jarras, rue de la Fruiterie.
Oléron, Piussau, place Pomone.
Orléans, Paque, rue Royale.
Orthez, Maignes.
Pau, Brus et Bidot.
Péronne, Louvet.
Perpignan, Fadié.
Phalsbourg, Reeb.
Poitiers, Chaudort.
Provins, Bellanger.
Puy, Joyeux.
Quimper, Fatou.
Reims, Jolicœur.
Rennes, Fleury.
Rhodez, Dejean.
Riom, Barse.
Roanne, Labor.
Rochefort, Masseau.
Romorantin, Buzelin.
Rouen, Beauclair, boulevard Cauchoise, n° 6.
Saintes, Mailhetand.
St.-Diez, Noel.
Saumur, Touchet.
St.-Brieux, Frogé.
St.-Lô, Doray.
St.-Etienne, Couturier, droguiste, rue d'Artois.
St.-Quentin, Lebret.
St.-Malo, Béatrix.
St.-Omer, Descamps.
Sedan, Barbet.
Soissons, Pottier.
Strasbourg, Scaeffer, chirurg., rue St.-Pierre-le Jeune, n° 1.
Tarbes, Bourriot.
Toul, Toussaint.
Toulon-sur-Mer, Courmes, rue Royale, n° 73.
Toulouse, Campagne, rue de Pharaon, n° 52.
Tours, Margueron.
Tulle, Rainaud.
Uzerche, Eyssartier.
Valençay, Dalbet.
Valence, Accarie.
Valenciennes, Milot.
Vannes, Mauricet.
Vendôme, Bourgogne.
Verdun, Tristant.
Versailles, Boudier.
Vervins, Mallo.
Vienne, Guérin.
Villefranche-d'Aveyron, Vergne.
Vitry-le-Français, Leroux.

DEPOTS A L'ETRANGER.

Ajaccio (Corse), Couraud.
Amsterdam, Massignac, dans le Kalvestratt, n° 165.
Anvers, Van-de-Velde.
Bastia, Saint-Denis, place d'Armes.
Bourbon, Lépivain.
Bruxelles, Descordes-Gautier, rue de la Régence.
Chambéry, Bellemin-Bouchet.
Gand, Hellebaut, rue de la Monnaie, n° 10.
Genève, Peschier.
La Haye, J.-B. Teyras.
Liége, Lafontaine.
Mons, Mathieu,
Naples, Reilly.
Rio-Janeiro, Vendôme.
St.-Pierre-Martinique, Morin.
Tournay, Carette, rue du Pont, n° 8.
Turin, J.-B. Billo, à l'administ. des Postes Royales.

Les personnes éloignées des dépôts s'adresseront au docteur Giraudeau de Saint-Gervais, rue Aubry-le-Boucher, n° 5, à Paris. Le paiement a lieu en recevant l'envoi par les Messageries royales.

Imprimerie de GŒTSCHY, rue Louis-le-Grand, n° 27.

MAISON DE SANTE.

Le Docteur dirige une Maison de Santé, exclusivement destinée au traitement des Maladies Dartreuses et Syphilitiques, et guérit pa Correspondance.

Extrait du *Messager de Marseille*, 8 juillet 1827.

D'après les succès nombreux et remarquables que nous en avons obtenus, nous pouvons affirmer que le remède préconisé par l'auteur pour guérir radicalement les maladies secrètes, mérite la préférence sur tous ceux qui ont été imaginés jusqu'à ce jour, parce qu'il est confectionné d'après les lois de la chimie moderne, et qu'il ne présente aucun des inconvéniens attribués à la plupart des médieames préparés sans règles ni sans principes.

BEULAC, *docteur en médecine.*

Dartres et Ulcères.

La jeune marquise de V........, par suite de syphilis mal soignée, et de traitemens marcuriels, était près de terminer sa carrière à la fleur de l'âge. Des *fleurs blanches*, verdâtres, des douleurs dans tous les mombres, des élancemens au bas ventre, symptômes d'ulcères à la matrice, des dartres en suppuration sur tous les points du corps, l'avaient rendue un objet d'horreur et de pitié, et faisaient présager sa fin prochaine, même au docteur qui lui avait prodigué ses soins : apres l'emploi inutile des remèdes de Dupont, de Guérin, de Lepère et de Laffecteur, on conseilla le Robb du docteur Giraudeau de Saint-Gervais, et après trois mois de ce traitement végétal, elle était radicalement guérie.

Observation communiquée par un pharmacien dépositaire.

En publiant la découverte du docteur Giraudeau de St-Gervais, nous ne sommes que l'interprète d'un grand nombre d'individus de cette ville, qui nous ont prié de l'annoncer, et nous le faisons moins par éloge pour lui que par philantropie pour nos concitoyens.

Extrait du *Journal de Rouen* du 28 octobre 1827.

Ecoulement rebelle et Accidens mercuriels.

M. Lef..., à le suite de plusieurs traitemens qui n'avaient jamais éteint tout-à-fait un *suintement* peu marqué, qu'il conservait depuis plus de 3 ans, crut pouvoir se marier ; mais outre l'infection vénérienne dont fut atteinte sa jeune épouse, lui-même fut attaqué de poulains et de chancres, tant aux parties qu'aux gencives et à la langue; l'un et l'autre se soumirent à la liqueur de Van-Swiéten, aux pilules et aux frictions, ce qui aggrava leur position, et détermina une haleine fétide et une salivation mercurielle très-abondante. Enfin, ayant lu dans le Constitutionnel l'indication du Robb anti-syphilitique, ils en firent usage, et deux mois après tous les accidens mercuriels et vénériens avaient disparus.

Observation transmise par un docteur en médecine.

Dartres et Gales.

L'expérience ayant démontré que beaucoup de ces maladies avaient leur siége dans l'altération des humeurs, c'est comme régénérateur du sang que le Robb du docteur Giraudeau de Saint-Gervais mérite la préférence sur tous les depuratifs connus et employés jusqu'à ce jour pour la guérison radicale des *Dartres et Gales* répercutées. Il faut bien se garder de répercuter ces affections par aucune préparation astringente extérieure. Une notice sur les dartres se délivre séparément.— Extrait de l'*Hygie*, journ. de médecine, du 5 novembre 1827.

www.ingramcontent.com/pod-product-compliance
Ingram Content Group UK Ltd.
Pitfield, Milton Keynes, MK11 3LW, UK
UKHW021032220726
13924UKWH00001B/263